KB263699

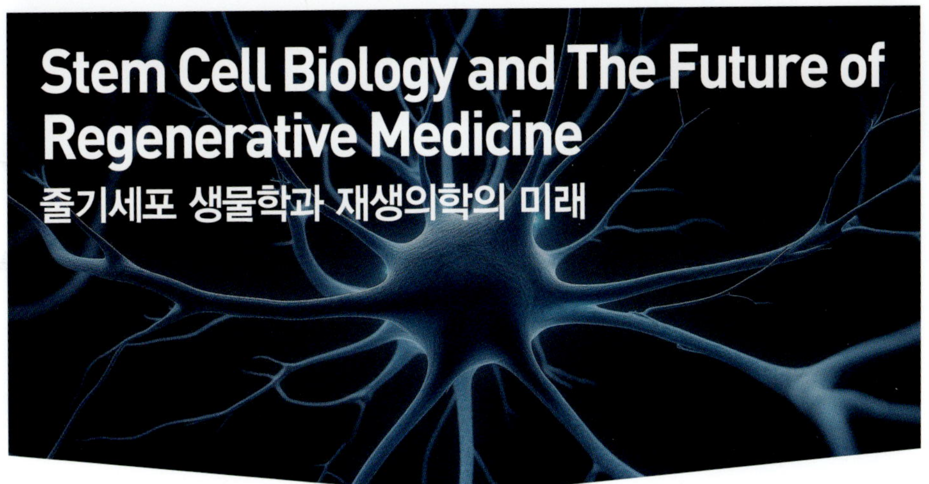

■ 저자 소개

박준상 Jun-Sang Park [DANIEL]

■ 집필 배경

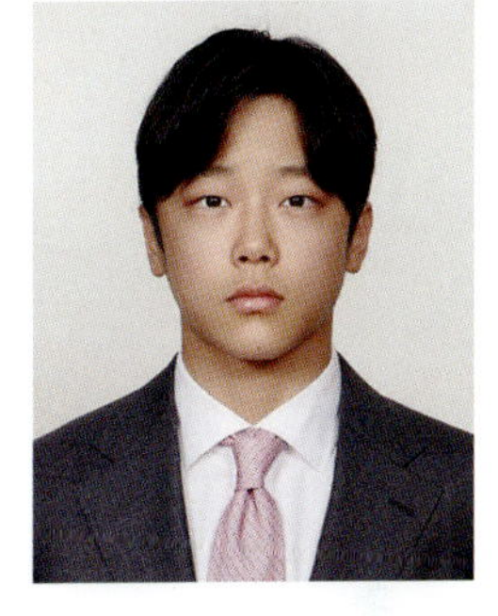

박준상 저자는 한국의 채드윅 국제학교를 졸업한 뒤, 미국 코네티컷의 Salisbury School을 거쳐, 현재 **매사추세츠주의 NMH(Northfield Mount Hermon)** 고등학교에 재학 중이며, 졸업을 앞두고 있다.

학입 외에도 라크로스, 복싱, 레슬링 등 다양한 운동에 적극적으로 참여해 왔으며, 특히 레슬링 분야에서는 학교 대표 선수로 활동하며 여러 대회에서 우수한 성과를 거두고 있다.

격렬한 운동 과정에서 반복적으로 겪은 근육, 인대, 피부의 손상은 그에게 병원 치료와 재활, 재생의학 치료의 중요성을 체득하게 해주었다. 특히, 심각했던 허리 부상 치료 과정에서 **줄기세포 치료**를 직접 경험하면서, 그는 생명과학에 대한 강한 흥미를 느끼게 되었고, 줄기세포가 가진 재생 능력과 치료 가능성에 깊은 관심을 갖게 되었다.

이러한 경험을 계기로 그는 줄기세포 생물학의 기초부터 최신 치료기술에 이르기까지 연구를 시작하였고, 장차 **줄기세포 기반의 치료법이 인류의 건강에 어떻게 기여할 수 있을지**에 대한 통찰을 담아 본서를 집필하게 되었다.

■ 특별한 감사의 글

본인의 허리 디스크 통증을 치료해주셨을 뿐 아니라, 줄기세포 치료에 대한 학문적 탐구의 길을 열어주신 **봉봉 줄기세포 재생센터의 박성수 대표원장님**, 연구적 자문을 아끼지 않으신 **황윤정 연구원님**께 깊은 감사를 드립니다.

『줄기세포 생물학과 재생의학의 미래』
미래의 의학, 내 몸에서 시작되다

목차 (Chapter Titles)

1장. 줄기세포란 무엇인가요?

줄기세포는 '만능세포'라고도 불립니다. 그 이유는 몸의 여러 종류의 세포로 자라날 수 있기 때문이에요. 피부세포, 근육세포, 심지어 신경세포까지도 될 수 있죠. 이 장에서는 줄기세포가 어떤 특징을 가지고 있는지, 왜 과학자들이 주목하고 있는지 쉽게 설명합니다.

2장. 우리 몸 속 세포들의 역할

우리 몸은 수많은 세포들로 이루어져 있어요. 이 장에서는 세포가 무엇인지, 각각의 세포가 하는 역할은 무엇인지 이야기합니다. 줄기세포가 특별한 이유를 이해하려면 먼저 평범한 세포를 알아야 하니까요.

3장. 줄기세포의 특별한 능력: 분화와 자기복제

줄기세포는 자기 자신을 복제할 수 있고, 또 다른 세포로 바뀔 수도 있어요. 이걸 '분화'라고 해요. 이 장에서는 줄기세포가 어떻게 다른 세포로 변신하는지, 그 원리를 간단한 비유와 그림으로 풀어봅니다

4장. 줄기세포는 어디서 얻을 수 있나요?

줄기세포는 태아, 탯줄, 그리고 성인의 몸에서도 얻을 수 있어요. 각각의 줄기세포는 어떤 특징이 있고 어떤 장단점이 있는지 알아봅니다.

5장. 줄기세포가 어떻게 치료에 사용되나요?

줄기세포는 손상된 조직을 회복시키는 데 사용돼요. 예를 들어, 다친 무릎이나 허리 디스크, 심지어 심장 질환이나 파킨슨병 같은 병에도 연구되고 있어요. 어떤 방식으로 치료가 이뤄지는지 소개합니다.

6장. 내가 경험한 줄기세포 치료

저자는 레슬링을 하다가 허리를 크게 다친 적이 있었어요. 여러 치료법 중 줄기세포 치료를 받

으며 통증이 줄고 움직임이 나아졌습니다. 이 장에서는 직접 겪은 치료 경험을 통해 줄기세포 치료가 어떻게 적용되는지를 생생하게 이야기합니다.

7장. 줄기세포 치료의 현재와 미래

현재 줄기세포는 어떤 병에 사용되고 있을까요? 앞으로 어떤 병에까지 적용될 수 있을까요? 과학자들은 암 치료, 장기 재생, 심지어 노화 방지까지도 연구하고 있어요. 이 장에서는 줄기세포의 '지금'과 '내일'을 살펴봅니다.

8장. 줄기세포 치료가 바꿀 세상

앞으로 줄기세포 기술이 발전하면 장기를 새로 만들거나, 다친 부위를 원래처럼 회복시키는 일이 가능할 수도 있어요. 과학과 의학이 만나는 이 놀라운 변화들을 소개하며 미래를 상상해봅니다.

9장. 줄기세포와 윤리 문제

줄기세포 연구는 생명과 관련되기 때문에 윤리적인 논의도 필요해요. 어떤 줄기세포는 생명체에서 얻기 때문에 찬반이 갈리기도 하죠. 생명윤리와 과학 사이의 균형에 대해 이야기합니다.

10장. 내가 꿈꾸는 줄기세포 연구자

줄기세포를 공부하면서 생명과학자의 꿈을 갖게 된 저자의 생각을 나눕니다. 어떤 연구자가 되고 싶은지, 앞으로 어떤 주제를 연구하고 싶은지를 미래 계획과 함께 담았습니다.

11장. 줄기세포 관련 용어 사전

'분화', '재생', '줄기세포 이식', '조혈모세포' 같은 단어들을 쉽고 짧게 풀이해줍니다. 줄기세포를 더 잘 이해할 수 있도록 돕는 부록입니다.

12장. 참고자료 및 추천 도서

책을 읽고 더 깊이 공부하고 싶은 독자들을 위해 영상 링크, 기사, 책을 추천합니다. 청소년이 읽기 좋은 과학 도서도 함께 안내합니다.

우리는 모두 '세포'로 이루어져 있습니다. 머리카락, 피부, 근육, 심장, 뇌까지—전부 세포의 모임이죠. 그런데 이 많은 세포들은 각자 다른 역할을 해요. 예를 들어, 피부세포는 우리 몸을 보호하고, 근육세포는 움직이게 도와주고, 혈액세포는 산소를 나르는 일을 합니다. 이렇게 각자 자기 역할을 다하는 세포들 사이에서, 조금 특별한 세포가 있습니다. 그것이 바로 **줄기세포**입니다.

줄기세포는 '변할 수 있는' 세포예요

줄기세포는 아직 어떤 역할을 할지 결정되지 않은 '가능성의 세포'입니다. 이 세포는 필요에 따라 피부세포, 뼈세포, 신경세포 등으로 바뀔 수 있어요. 이렇게 다른 세포로 바뀌는 능력을 '분화'라고 합니다. 또한 줄기세포는 자기 자신을 복제해서 똑같은 줄기세포를 계속 만들어낼 수도 있습니다. 이것을 '자기복제'라고 하죠.

이 두 가지 능력 — **분화와 자기복제** — 가 바로 줄기세포가 특별한 이유입니다. 마치 어떤 직업도 가질 수 있는 어린아이 같아요. 아직은 학생이지만, 나중에 의사가 될 수도 있고, 과학자가 될 수도 있고, 예술가가 될 수도 있죠. 줄기세포도 마찬가지로, 어떤 세포로도 성장할 수 있는 '미래가 열린 세포'입니다.

왜 줄기세포가 중요한가요?

사람이 다치거나 병에 걸리면, 손상된 조직을 다시 회복하는 게 중요합니다. 그런데 한 번 다친 심장이나 신경은 잘 회복되지 않죠. 바로 이때, 줄기세포가 희망이 될 수 있어요. 줄기세포를 손상된 부위에 넣어주면, 그곳의 세포로 자라나면서 조직을 회복시키는 데 도움을 줄 수 있습니다.

예를 들어, 무릎 관절이 망가진 사람에게 줄기세포 치료를 하면, 그 줄기세포가 연골세포로 변해서 다시 조직을 채워줄 수 있습니다. 뇌졸중, 당뇨병, 심장병, 척수손상 같은 질환에도 줄기세포 치료 연구가 활발히 진행되고 있어요.

아직 완벽하진 않지만, 가능성이 무한한 기술

물론 아직 줄기세포 치료가 모든 병을 고칠 수 있는 건 아니에요. 해결해야 할 문제들도 많습니다. 어떤 줄기세포는 얻기가 어렵거나 윤리적 논란이 따르기도 하고, 치료 과정에서 암세포처럼 잘못 자랄 위험도 연구되고 있어요. 하지만 과학자들은 줄기세포가 미래의 의학에서 아주 중요한 역할을 할 것이라고 믿고 연구를 계속하고 있습니다.

■ 이 장의 정리

- 줄기세포는 여러 종류의 세포로 바뀔 수 있는 '미래형 세포'입니다.

- **분화**(다른 세포로 변함)와 **자기복제**(스스로를 계속 만들어냄) 능력을 가지고 있어요.
- 줄기세포는 **손상된 몸을 치료하는 데** 쓰일 수 있어요.
- 아직은 연구 중이지만, **미래 의료의 핵심 기술**로 주목받고 있습니다.

우리 몸은 작은 블록들이 모여 이루어진 집과도 같습니다. 그 블록이 바로 **세포**예요. 사람의 몸에는 약 **37조 개**의 세포가 있다고 합니다. 이렇게 많은 세포들이 각자의 자리에서 각자 다른 역할을 하며 함께 살아가고 있죠.

세포는 우리 몸의 기본 단위예요

세포는 눈에 보이지 않을 정도로 작지만, 우리 몸의 구조와 기능을 이루는 가장 작은 단위입니다. 건물을 짓는 벽돌 하나하나처럼, 세포가 모여 피부, 뼈, 근육, 장기 등을 만들죠. 이 세포들은 저마다 맡은 일을 묵묵히 해내며 몸을 건강하게 유지해줍니다.

세포의 종류와 역할을 쉽게 알아볼까요?

다양한 세포들 중 몇 가지를 쉽게 소개해 드릴게요.

구분	학업 역량 (40%)	공동체 역량 (20%)
피부세포	몸을 외부로부터 보호해요	상처가 나면 새로 생겨나요
근육세포	움직일 수 있게 해줘요	걷고 달리는 힘을 줘요
혈액세포	산소를 운반하고 면역 작용을 해요	감기 바이러스와 싸워요
신경세포	뇌와 몸을 연결해요	생각하고 반응하게 해줘요
지방세포	에너지를 저장해요	체온도 유지시켜요

이렇게 세포들은 하니히니기 지기만의 역할을 가지고, 서로 혐력하면서 우리 몸을 유지합니다.

세포는 어디서 만들어질까요?

사람은 처음에 하나의 수정란에서 시작됩니다. 그 하나의 세포가 수없이 나뉘어 자라면서 온몸의 세포들이 만들어지는 거예요. 이때 가장 처음 생긴 세포들이 바로 **줄기세포**입니다. 줄기세포는 필요에 따라 다양한 세포로 분화하며, 몸을 구성하는 여러 조직을 만들어냅니다.

줄기세포는 일종의 **'세포의 씨앗'** 같은 역할을 한다고 할 수 있어요. 그 씨앗이 자라서 근육이 되기도 하고, 뼈가 되기도 하고, 피부가 되기도 하는 거죠.

세포가 고장 나면?

만약 세포가 제대로 일을 못하거나 죽게 되면 우리 몸에도 문제가 생깁니다. 근육세포가 망가지면 움직이기 어려워지고, 신경세포가 손상되면 말하거나 생각하는 데 장애가 생길 수 있어요. 그래서 세포를 건강하게 유지하는 것이 매우 중요합니다. 이런 문제를 해결하기 위해 **줄기세포를 이용한 치료**가 점점 더 주목받고 있는 것이죠.

■ 이 장의 정리

- 세포는 우리 몸을 이루는 가장 작은 단위예요.
- 다양한 세포들이 각자 다른 일을 하며 몸을 유지합니다.
- 줄기세포는 다양한 세포로 자라날 수 있는 **모든 세포의 시작점**입니다.
- 세포가 손상되면 질병이 생기고, 이를 회복시키기 위해 줄기세포 치료가 사용될 수 있습니다.

줄기세포가 특별하다고 불리는 데는 분명한 이유가 있습니다. 바로 **두 가지 놀라운 능력** 때문인데요, 그건 분화와 자기복제라는 능력입니다. 이름은 조금 어렵지만, 하나씩 천천히 이해해 보면 정말 재미있습니다.

1. 분화 – "어떤 세포로든 변신할 수 있어요!"

줄기세포는 마치 백지 상태의 세포입니다. 이 세포는 아직 어떤 역할을 맡을지 정해지지 않았어요. 하지만 몸에서 필요한 곳이 생기면 그곳에 맞게 변신할 수 있죠.

예를 들어,

- 피부가 다치면 → 줄기세포가 **피부세포**로 변신
- 근육이 찢어지면 → **근육세포**로 변신
- 뇌에 문제가 생기면 → **신경세포**로 변신

이처럼 줄기세포는 몸에서 어떤 세포가 필요하냐에 따라 **그 역할을 맡아 변신할 수 있는 능력**, 즉 '분화 능력'을 가지고 있습니다.

아직은 학생이지만 의사, 과학자, 운동선수, 요리사 등 어떤 꿈이든 꿀 수 있는 아이처럼, 줄기세포도 앞으로 무엇이든 될 수 있는 가능성을 가진 셈이죠.

2. 자기복제 – "나 스스로를 복사할 수 있어요!"

줄기세포는 또 하나의 놀라운 능력이 있어요. 바로 **자기복제, 즉 자기 자신을 똑같이 복사**해 낼 수 있다는 거예요.

일반 세포는 나이를 먹고 점점 기능이 떨어지며 결국 죽게 되지만, 줄기세포는 자기 자신을 복사하면서 **수명을 유지**하고 계속해서 **새로운 세포들을 만들어내는 힘**을 가지고 있어요.

이 능력이 중요한 이유는, 우리 몸이 항상 세포를 새로 만들어야 하기 때문이에요. 운동을 하다가 근육이 손상되거나, 감기에 걸려 면역세포가 많이 필요할 때, 우리 몸은 새로운 세포들을 계속 만들어야 하죠. 그 중심에 줄기세포의 자기복제 능력이 있는 거예요.

두 능력이 함께 작동할 때

줄기세포는 이 두 가지 능력 ─ **분화와 자기복제** ─ 를 모두 가지고 있습니다. 이 말은, 줄기세포는 필요한 세포로 바뀌기도 하고, 동시에 자기 자신을 계속 유지하면서 복사도 할 수 있다는 뜻이에요.

이 두 가지 기능이 함께 작동하면서 줄기세포는 치료와 재생의 핵심 기술이 됩니다.

예를 들어, 제가 앓았던 허리디스크처럼 손상된 조직에 줄기세포를 넣으면,

- 일부는 → 손상된 조직을 구성하는 세포로 **분화**
- 일부는 → 남아서 줄기세포 상태로 **유지**

이런 식으로 **치료 효과**도 주고, **장기적인 회복과 유지**도 가능하게 되는 것이죠.

실제로 이렇게 활용돼요!

현재 병원과 연구소에서는 줄기세포의 분화 능력을 이용해 다양한 병을 치료하려는 시도가 이어지고 있습니다.

- 뇌졸중 → 신경세포로 분화해 손상된 뇌 회복
- 심장마비 → 심장근육세포로 분화해 기능 회복
- 관절염 → 연골세포로 분화해 통증 감소

줄기세포가 가진 두 가지 능력이 어떻게 의학적으로 쓰이고 있는지 점점 더 많은 연구가 이뤄지고 있어요.

■ 이 장의 정리

- 줄기세포는 '**분화**'를 통해 필요한 세포로 변신할 수 있습니다.
- 줄기세포는 '**자기복제**'를 통해 자기 자신을 계속 만들어냅니다.
- 이 두 능력은 **재생의학과 세포치료**의 핵심입니다.
- 실제로 줄기세포는 다양한 질병을 치료하기 위한 연구에 사용되고 있습니다.

이전 장에서 줄기세포가 얼마나 특별한 능력을 가진 세포인지 알아보았습니다. 그렇다면, 이런 줄기세포는 우리 몸의 어디에 있을까요? 또, 어떻게 꺼내서 치료에 사용할 수 있을까요? 이번 장에서는 줄기세포가 존재하는 장소와 그 특징에 대해 알아보겠습니다.

1. 배아 줄기세포 – 생명의 시작에서 얻는 세포

줄기세포 중 가장 순수하고 강력한 능력을 가진 것이 바로 배아 줄기세포(Embryonic Stem Cell)입니다. 배아 줄기세포는 **아주 초기의 생명체**, 즉 **수정란이 몇 번 분열된 단계**에서 얻을 수 있는 세포입니다. 이 시기의 줄기세포는 몸을 구성하는 모든 세포로 분화할 수 있는 능력이 있어요. 피부, 심장, 뇌, 혈액 등 어떤 세포로든 변신이 가능합니다.

하지만 이 줄기세포는 **윤리적인 문제**가 따릅니다. 배아는 잠재적인 생명체이기 때문에, 이 세포를 연구나 치료에 사용하는 것에 대해 찬반이 갈립니다. 그래서 최근에는 배아 줄기세포보다는 **성체 줄기세포**나 **역분화 줄기세포**로 연구가 많이 옮겨가고 있습니다.

2. 성체 줄기세포 – 우리 몸 속 여기저기 숨어있는 줄기세포

성체 줄기세포(Adult Stem Cell)는 태어난 후에도 우리 몸 안에 존재하는 줄기세포예요. 이 줄기세포는 특정한 역할을 하는 조직 속에 숨어 있다가, **필요할 때만 활동**합니다.

가장 많이 사용되는 성체 줄기세포는 다음과 같습니다.

종류	어디에 있음?	특징
조혈모 줄기세포	뼛속(골수)	혈액세포를 만들어냄
중간엽 줄기세포	지방, 골수, 제대혈 등	뼈, 연골, 근육 등으로 분화 가능
신경 줄기세포	뇌, 척수 등	신경세포로 분화 가능 (현재 연구 중)

특히 **지방 조직에서 얻는 줄기세포**는 안전하고 비교적 쉽게 얻을 수 있어서, 최근 **미용·재생 치료 분야**에서 많이 사용되고 있습니다.

3. 역분화 줄기세포 – 다시 되돌린 세포의 마법

2006년, 일본의 과학자 야마나카 신야 박사는 피부세포 같은 일반 세포를 **줄기세포처럼 되돌리는 기술**을 개발했습니다. 이것을 역분화 줄기세포(iPSC, induced Pluripotent Stem Cell)라고 부릅니다.

즉, 이미 역할이 정해진 세포에게 "다시 줄기세포처럼 돌아가렴" 하고 **유전자 조작을 통해 초기 상태로 되돌린 것**이에요. 이 기술 덕분에 배아를 쓰지 않고도 거의 비슷한 능력을 가진 줄기세포를 만들 수 있게 되었죠.

하지만 이 기술은 아직 안전성과 완전성이 검증 중에 있고, **치료에 바로 사용하기에는 조금 더 시간이 필요한 기술**입니다.

어디서 얻을 수 있냐보다, 어떻게 활용할 수 있느냐가 중요해요

줄기세포는 **배아, 성인의 몸, 유도된 세포** 등 다양한 곳에서 얻을 수 있어요. 각 줄기세포는 **얻는 방법, 분화 능력, 윤리성, 안전성**이 모두 다르기 때문에, 치료 목적에 따라 **가장 적절한 줄기세포를 선택**하는 것이 중요합니다.

예를 들어:

- 척추 디스크 손상 치료 → 지방 유래 줄기세포 사용
- 백혈병 치료 → 조혈모 줄기세포 사용
- 실험실 연구 → 배아 줄기세포 또는 역분화 줄기세포 사용

이처럼 **줄기세포**는 단순한 재료가 아니라, **맞춤형 치료의 열쇠**가 될 수 있습니다.

■ 이 장의 정리

- 줄기세포는 **배아, 성인의 조직(지방, 골수 등)**, 그리고 **일반 세포를 되돌려 만든 것**에서 얻을 수 있습니다.
- 각각의 줄기세포는 **분화 능력**, 얻는 난이도, **윤리적 문제**가 다릅니다.
- 치료 목적과 상황에 맞게 **적절한 줄기세포를 선택**하는 것이 중요합니다.
- 미래에는 줄기세포를 **더 안전하고 효과적으로 활용**하는 기술이 발전할 것입니다.

줄기세포는 단순히 신기하고 특별한 세포일 뿐만 아니라, 실제로 사람의 **몸을 치료하는 데 쓰일 수 있는**
중요한 도구입니다. 이 장에서는 줄기세포가 **어떻게 치료에 활용되는지**, 어떤 질환에 사용되고 있는지를 함께 알아보겠습니다.

1. 줄기세포 치료의 기본 원리

줄기세포는 **손상된 조직을 재생하거나, 기능이 떨어진 세포를 대체하는 데** 사용됩니다.
간단히 말해서 줄기세포는 **'몸속 수리공'** 같은 역할을 해요.

예를 들어, 무릎 연골이 닳아 없어지면 보통은 자연적으로 잘 회복되지 않지만, 줄기세포를 그 부위에 주입하면 줄기세포가 연골세포로 분화하면서 그 자리를 채워줍니다.
또한 면역 기능을 조절하거나 염증을 줄이는 효과도 있어서 **만성 질환의 치료에도 활용**되고 있습니다.

2. 줄기세포 치료의 대표적인 적용 사례

1) 혈액 질환 치료 – 조혈모 줄기세포 이식

백혈병 같은 혈액암은 뼛속의 혈액을 만드는 세포들이 망가져 생기는 병입니다.
이때 조혈모 줄기세포를 이식하면 **건강한 혈액세포를 다시 만들 수 있게 되죠.**

이 방법은 이미 수천 명의 환자들에게 적용되어온 대표적인 줄기세포 치료입니다.

2) 신경계 질환 – 척수 손상, 파킨슨병

신경세포는 한 번 손상되면 잘 회복되지 않아요.
하지만 줄기세포를 이용하면 **손상된 신경 조직을 회복**할 수 있는 가능성이 생깁니다.

실제로 동물실험에서는 척수 손상 부위에 줄기세포를 이식한 결과, 운동 능력이 회복된 사례도 있습니다.
현재는 사람을 대상으로 한 임상시험이 계속 진행 중이에요.

3) 심장 질환 – 심근경색(심장마비)

심장 근육이 괴사되면 그 부위는 다시 살아나기 어렵습니다. 하지만 줄기세포를 심장에 주입하면 **심장 근육세포로 분화되어 기능을 어느 정도 회복시킬 수 있어요.**

줄기세포 치료를 받은 환자들은 혈류가 좋아지고, 심장 기능이 개선되었다는 연구 결과도 있습니다.

4) 관절염과 연골 손상 – 재생의학에서 활발히 사용 중

줄기세포를 무릎, 어깨, 팔꿈치 같은 관절에 주입하면 **연골세포로 분화하여 통증을 줄이고 기능을 회복**할 수 있어요. 특히 중년 이후 관절 통증을 겪는 사람들에게 **줄기세포 연골 재생술**은 많은 관심을 받고 있는 치료입니다.

5) 미용 및 피부 치료

줄기세포는 피부 재생에도 도움을 줍니다.

피부에 주입하면 콜라겐 생성을 돕고, 혈류를 개선하며, 탄력을 높여줘요.

실제로 저자도 허리 디스크 치료와 더불어 피부 상처에 대한 **줄기세포 주사로 피부 회복이 빠르게 진행되는 경험**을 했습니다.

또한 두피에 주입하여 탈모 예방 및 모발 굵기 증가에도 활용되고 있습니다.

3. 치료 방식은 어떻게 이뤄질까요?

줄기세포 치료는 주로 다음 두 가지 방식으로 이루어집니다.

치료 방식	설명
국소 주입	줄기세포를 직접 아픈 부위에 주사로 넣는 방식 (예: 무릎 관절, 허리 디스크)
정맥 주입	줄기세포를 혈관을 통해 몸 전체로 퍼지게 하는 방식 (예: 면역 질환, 피부 회복 등)

줄기세포는 보통 **자신의 지방이나 골수에서 채취한 것**을 처리해 다시 몸에 주입하는 방식으로 진행되며, **자기 몸에서 온 세포이기 때문에 면역 거부 반응도 거의 없습니다.**

4. 주의할 점과 한계

줄기세포 치료는 많은 가능성을 가지고 있지만, 아직 모든 병에 확실하게 효과가 입증된 것은 아닙니다. 어떤 경우에는 **효과가 느리거나 제한적**일 수도 있고, **치료법이 비싸거나 연구 중인 단계**일 수도 있습니다.

따라서 줄기세포 치료를 받을 때는 반드시 **경험 있는 전문가와 상담**하고, **공인된 의료기관**에서 진행하는 것이 중요합니다.

■ 이 장의 정리

- 줄기세포는 손상된 세포를 대체하거나 염증을 줄이는 데 사용됩니다.
- 백혈병, 척수손상, 심장병, 관절염, 피부 재생 등에 적용되고 있어요.
- 치료 방식은 주사나 정맥 주입이 일반적이며, 자기 세포를 이용하기 때문에 안전성이 높습니다.
- 아직 발전 중인 분야이므로 전문가와의 상담이 매우 중요합니다.

줄기세포에 대해 처음 관심을 가지게 된 건 책에서 본 정보 때문이 아니었습니다. 그 시작은 바로, **운동을 하다가 다친 내 몸의 회복 과정**이었습니다.

허리 부상, 그리고 일상이 멈춘 순간

나는 운동을 좋아합니다. 특히 레슬링은 단순한 스포츠가 아니라 내 자신을 이겨내는 도전이라고 생각해 왔습니다. 그러다 어느 날, 훈련 도중 **허리 통증이 점점 심해졌고**, 결국 **디스크 손상**이라는 진단을 받게 되었습니다.

앉는 것도 힘들고, 자다가도 통증에 깨는 날이 많았어요. 단지 운동을 쉴 수밖에 없다는 사실보다, **내 몸이 회복되지 않을지도 모른다는 불안감**이 더 크게 다가왔습니다.

약물치료, 재활치료, 그리고… 줄기세포

처음에는 일반적인 치료를 받았습니다.
약을 먹고, 물리치료를 받고, 재활운동도 열심히 했습니다.
하지만 회복 속도는 더뎠고, 허리의 불안정한 느낌은 쉽게 사라지지 않았습니다.

그때 봉봉 성형외과 **박성수 원장님**께서 **줄기세포 치료**를 제안해 주셨습니다.

줄기세포 연구를 20년 정도 하셨고 전문적인 연구소를 운영하고 계시는 분입니다.
솔직히 처음엔 잘 몰랐습니다. '줄기세포 치료가 뭘까? 정말 효과가 있을까?' 하는 의문이 있었죠.
하지만 워낙 몸 상태가 좋지 않았기 때문에, 회복에 도움이 된다면 뭐든 해보고 싶었습니다.

치료는 어떻게 진행되었을까?

줄기세포 치료는 **내 몸에서 지방을 조금 채취해서**, 거기서 줄기세포를 분리해내고, 그 세포를 다시 **손상된 허리 디스크 부위에 정확히 주사로 주입하는 방식**이었습니다. 과정은 짧았고, 통증도 크지 않았습니다.

무엇보다 놀라웠던 건 그 후의 변화였습니다.
몇 주가 지나자 통증이 줄어들었고, 허리에 힘이 다시 들어오기 시작했습니다.

물론 갑자기 기적처럼 완전히 나은 건 아닙니다. 하지만 이전과는 다르게, 내 몸이 **조금씩 스스로 회복하려는 느낌**이 들었습니다. 운동을 다시 시작할 수 있었고, 무엇보다 **두려움이 자신감으로 바뀌기 시작**했습니다.

몸을 넘어서, 과학에 대한 흥미로

이 경험은 단지 내 몸을 낫게 해준 것 이상의 의미가 있었습니다.

'줄기세포는 어떤 원리로 나를 회복시킨 걸까?'

'그 안에는 어떤 과학이 숨어 있을까?'

그때부터 나는 줄기세포에 대해 공부를 시작했고,

내 몸의 경험이 **과학이라는 지식과 연결되는 과정**이 점점 흥미롭게 느껴졌습니다.

- 줄기세포는 어떻게 연골로 바뀌었을까?
- 내 몸은 왜 그 세포를 거부하지 않았을까?
- 다른 사람들도 이 치료로 회복될 수 있을까?

이런 질문들이 생기면서, 과학이 **현실을 바꾸는 힘**이라는 것을 알게 되었습니다.

감사와 결심

허리 통증이라는 아픈 경험은, 오히려 나에게 **줄기세포라는 미래의 가능성**을 직접 체험할 수 있는 기회를 주었습니다.

이 자리를 빌려 봉봉 줄기세포 센터의 **박성수 원장님과 황윤정 연구원님**께 진심으로 감사드립니다. 저를 치료해주신 것뿐만 아니라, **세포와 생명과학에 대한 꿈을 심어주신 분들**입니다.

이제 나는 줄기세포가 어떤 사람들의 삶을 바꿀 수 있을지, 앞으로 어떤 방식으로 더 발전해갈 수 있을지 탐구하고 싶습니다. 내 경험이 **누군가에게는 위로와 희망이 되었으면** 합니다.

■ 이 장의 정리

- 저자는 레슬링 중 허리 부상을 입고 줄기세포 치료를 받았습니다.
- 자기 지방에서 줄기세포를 추출해 허리 부위에 주입하는 방식이었습니다.
- 치료 후 통증이 줄고, 몸의 회복이 시작되었습니다.
- 이 경험을 통해 줄기세포에 대한 과학적 흥미와 연구 의지가 생겼습니다.

줄기세포는 더 이상 '미래의 기술'만은 아닙니다. **이미 오늘의 의학 현장에서 사용되고 있고,** 또한 더 넓고 다양한 질병으로 적용 범위를 넓혀가고 있습니다. 이번 장에서는 지금 어디까지 와 있는지, 그리고 앞으로 어디까지 갈 수 있을지를 함께 살펴보겠습니다

1. 줄기세포 치료, 지금 어디까지 왔을까?

임상 현장에서 사용 중인 치료들

현재 병원이나 연구기관에서 실제로 사용되고 있는 줄기세포 치료는 다음과 같습니다 :

- **백혈병 치료** : 조혈모 줄기세포 이식은 오랫동안 사용되어 왔고, **생명을 구하는 치료**로 자리잡았습니다.
- **무릎 관절 치료** : 관절 연골이 닳은 환자에게 줄기세포를 주입해 **연골 재생**을 유도합니다.
- **피부 재생 및 미용 치료** : 얼굴 주름 개선, 흉터 치료, 탈모 치료 등에도 활용되고 있습니다.
- **심장마비 후 회복** : 심장근육에 줄기세포를 이식해 **기능을 되살리는 연구**도 활발합니다.

이러한 치료들은 대부분 중간엽 줄기세포(MSC)를 활용하고 있으며, **자기 지방이나 골수에서 얻은 줄기세포**를 사용하기 때문에 면역 거부 반응이 거의 없습니다.

2. 세계 각국의 줄기세포 연구 현황

줄기세포 치료는 지금 전 세계에서 경쟁적으로 발전하고 있습니다.

국가	특징
미국	FDA(식품의약국)의 승인 아래 다양한 임상시험 진행중. 심장병, 당뇨병, 파킨슨병 등 대상 확대중.
일본	**iPSC(역분화 줄기세포)** 연구의 선두 주자. 야마나카 박사로 유명하며, 척수 손상 치료 임상도 시작됨.
대한민국	미용·피부 분야에서 활발하며, **재생의학과 미용의 융합치료**가 빠르게 발전중. 줄기세포 은행, 병원 연계 연구 활발.
중국	대규모 투자와 임상시험 수를 바탕으로 **양적인 성장이 빠름**. 정부 주도로 연구가 진행됨.

세계 곳곳에서 줄기세포는 단순히 치료를 넘어서 **인간의 수명을 늘리고, 삶의 질을 높이기 위한 핵심 기술**로 인식되고 있습니다.

3. 줄기세포 치료, 앞으로 어디까지 가능할까?

가능성 1 : 장기를 만드는 기술 (장기 재생)

줄기세포를 이용해 **간, 심장, 신장 같은 장기**를 실험실에서 키워내는 연구가 진행 중입니다.

미래에는 **줄기세포로 만든 나만의 장기**를 이식받을 수 있는 시대가 올지도 모릅니다.

가능성 2 : 뇌 질환 치료

파킨슨병, 알츠하이머 같은 질환은 아직 완치법이 없습니다.

하지만 줄기세포로 **손상된 뇌세포를 대체하거나 보호하는 치료**가 가능해질 수 있습니다.

가능성 3 : 노화 방지와 건강 수명 연장

줄기세포를 이용한 **노화세포 제거, 조직 재생, 면역력 회복** 등은

'더 오래 건강하게 사는 것'을 목표로 한 의학 발전의 중심이 될 수 있습니다.

4. 우리가 함께 풀어야 할 과제들

줄기세포 기술은 놀라운 잠재력을 가졌지만, 다음과 같은 문제들도 함께 풀어가야 합니다.

- **안전성** : 모든 치료가 100% 안전한 것은 아닙니다. 세포의 비정상적인 증식 가능성도 주의해야 합니다.
- **윤리 문제** : 배아 줄기세포의 사용에 대한 논쟁은 여전히 존재합니다.
- **비용과 접근성** : 줄기세포 치료는 고가이고, 누구나 받을 수 있는 수준은 아닙니다.
- **검증되지 않은 시술** : 아직 검증되지 않은 줄기세포 시술을 상업적으로 홍보하는 사례도 있어 주의가 필요합니다.

그래서 우리는 **줄기세포의 가능성을 믿되, 과학적 근거와 윤리적 기준 위에 기반한 접근**이 필요합니다.

■ 이 장의 정리

- 줄기세포는 이미 **백혈병, 관절염, 피부재생, 심장 치료 등**에 사용되고 있습니다.
- 세계 각국에서 활발히 연구 중이며, **장기 재생, 뇌 질환 치료, 노화 방지**로도 확장되고 있습니다.
- 치료의 잠재력은 크지만, **안전성, 윤리, 비용 문제**도 함께 고민해야 합니다.
- 미래에는 **더 많은 사람들이 혜택을 누릴 수 있는 줄기세포 치료 시대**가 올 것입니다.

"지금 태어나는 아이들은 100세까지 사는 것이 당연한 시대에 살게 될 것이다." 이 말이 이제는 더 이상 과장이 아닌 시대입니다. 그 중심에는 바로 **줄기세포를 포함한 재생의학의 발달**이 있습니다.

줄기세포 기술은 단순한 치료를 넘어서, **삶의 질을 높이고, 병의 개념을 바꾸고, 심지어 죽음에 대한 인식마저 흔들 수 있는 거대한 변화**를 이끌고 있습니다.

1. '질병'을 고치는 시대에서 '재생'하는 시대로

지금까지의 의학은 대부분 병을 '없애는 것'이 목표였습니다.

하지만 줄기세포 기술은 병든 부위를 '고치는 것'이 아니라 '되살리는 것'을 가능하게 합니다.

예를 들어:

- 심장병이 생기면 → **손상된 심장 조직을 재생**
- 무릎 연골이 닳으면 → **새 연골로 채우기**
- 탈모가 진행되면 → **모낭을 되살려 머리카락 회복**

즉, '잃어버린 것을 다시 만드는' 것이 가능한 시대, **몸을 스스로 고칠 수 있는 시스템**이 열리고 있는 것입니다.

2. 치매, 뇌졸중, 파킨슨병… 불치병이었던 병의 극복

줄기세포 기술은 특히 중추신경계 질환에 희망을 주고 있습니다. 한 번 손상되면 회복이 어려웠던 뇌세포, 척수세포, 시신경 세포도 이제는 줄기세포로 대체하거나 회복할 수 있는 가능성이 연구되고 있습니다.

- **파킨슨병** : 손상된 도파민 세포를 줄기세포로 대체
- **치매** : 기억에 관여하는 뇌세포 회복 가능성
- **척수손상** : 마비된 사지를 다시 움직일 수 있는 실험 성공 사례도 등장

과거에는 단지 '버티는 병'이었던 것들이, 이제는 '되돌릴 수 있는 병'이 되어가고 있습니다.

3. 내 장기를 실험실에서 만든다고?

줄기세포 기술의 궁극적인 목표 중 하나는 바로 인공 장기(Organogenesis)입니다.

내 줄기세포로 간, 신장, 심장, 폐 등을 실험실에서 재현할 수 있다면,

- **이식 대기자 문제 해결**
- **면역 거부 반응 없음**
- **자기 몸에 꼭 맞는 맞춤형 치료 가능**

이러한 시대가 현실이 된다면, 장기 기증자 부족으로 생명을 잃는 일은 점점 줄어들게 될 것입니다. 이미 동물 실험에서는 줄기세포로 심장 조직, 간 조직을 배양하는 데 성공했으며, 인간 대상 연구도 빠르게 다가오고 있습니다.

4. 노화는 질병이 될 수도 있다

줄기세포 연구는 이제 '노화' 자체를 치료할 수 있는가? 라는 질문까지 도전하고 있습니다. 몸이 늙는 이유 중 하나는 줄기세포가 점점 줄고, 기능이 떨어지기 때문인데요, 이를 보완해주는 것이 가능하다면?

- 주름진 피부 → 줄기세포로 콜라겐을 다시 만들기
- 약해진 근육 → 근육세포 재생 유도
- 기능 저하된 장기 → 줄기세포로 활성화

이처럼 **노화를 늦추고, 건강 수명을 늘리는 기술**이 줄기세포를 통해 현실화되고 있습니다. 단순히 오래 사는 것이 아니라, **'늙지 않고 오래 건강하게' 사는 시대**를 향해 가고 있는 것이죠.

5. 의료의 패러다임을 바꾸는 기술

줄기세포 기술은 개인의 건강만이 아니라, **사회 전체의 의료 시스템**을 바꿀 힘을 가지고 있습니다.

과거	미래 (줄기세포 기반 의료)
병이 생긴 후 치료	병이 생기기 전 예방 및 재생
병원 중심 치료	개인 맞춤형 치료
획일적 약물 투여	세포 기반 맞춤 치료
장기 이식 대기	자기 줄기세포로 장기 제작

줄기세포는 의사에게는 새로운 치료 도구를, 환자에게는 질병을 넘어서는 희망을 줄 수 있는 기술입니다.

■ 이 장의 정리

- 줄기세포 기술은 단순한 치료를 넘어, **재생과 복원의 시대**를 열고 있습니다.
- 뇌질환, 장기손상, 심지어 노화까지도 줄기세포로 극복할 수 있는 가능성이 열리고 있습니다.
- 장기 재생, 맞춤 치료, 수명 연장 같은 **근본적인 변화**가 우리 곁에 다가오고 있습니다.
- 줄기세포는 **미래의 의학을 넘어, 삶의 방식 전체를 바꾸는 혁신의 열쇠**가 될 것입니다.

줄기세포는 정말 멋진 기술입니다. 병을 고치고, 몸을 회복시키고, 심지어 늙지 않게 도와줄 수 있는 힘까지 가지고 있죠. 하지만 이렇게 큰 힘을 가진 기술일수록, 반드시 함께 따라오는 것이 있습니다. 바로 **윤리적인 고민**입니다.

1. 생명을 다루는 과학, 그래서 더 조심스러워야 해요

줄기세포는 생명을 이루는 가장 기본 단위인 '세포'에서 시작합니다. 어떤 줄기세포는 인간의 생명 시작점인 배아(수정란)에서 얻기도 하죠. 그래서 사람들은 질문하게 됩니다.

"아직 태어나지 않은 생명을 연구에 사용하는 것이 과연 옳은 일일까?"

이 질문은 단순히 과학적인 문제가 아닙니다. **생명에 대한 존중**, 그리고 **과학의 책임**이 걸려 있는 매우 중요한 문제죠.

2. 배아 줄기세포 – 생명인가, 세포인가?

배아 줄기세포(Embryonic Stem Cell)는 수정된 지 며칠 되지 않은 배아에서 얻는 줄기세포입니다. 이 세포는 거의 모든 세포로 자랄 수 있기 때문에 연구에 아주 유용하지만, 동시에 윤리적인 논란도 많습니다.

- **찬성하는 사람들은** 이렇게 말합니다 :
  "배아는 아직 사람이 아니며, 치료를 위해 사용할 수 있다면 많은 생명을 살릴 수 있다."
- **반대하는 사람들은** 이렇게 말합니다 :
  "비록 작고 눈에 보이지 않아도, 생명의 시작인 배아를 파괴하는 것은 옳지 않다."

그래서 현재 많은 나라에서는 **배아 줄기세포 연구를 법으로 제한하거나, 규제 아래 진행**하고 있습니다.

3. 대안은 없을까? – 성체 줄기세포와 역분화 줄기세포

이런 윤리 문제를 해결하기 위한 방법도 생겨났습니다.

- **성체 줄기세포** : 이미 태어난 사람의 몸에서 얻는 줄기세포로, 윤리적 문제가 거의 없습니다.
- **역분화 줄기세포(iPSC)** : 피부세포 같은 일반 세포를 줄기세포처럼 되돌리는 기술로, **배아를 사용하지 않아도 됨.**

특히 역분화 줄기세포의 등장은 과학계에 큰 반향을 일으켰습니다. **윤리적 부담은 줄이면서도 연구 가능성은 크게 열어주는 대안**이 되었기 때문입니다.

4. 윤리 문제는 줄기세포만의 이야기가 아니에요

줄기세포 연구뿐 아니라, 앞으로 과학이 발전하면서 우리는 자주 비슷한 고민에 마주치게 될 것입니다.

- 유전자 조작은 어디까지 허용해야 할까?
- 인공 장기를 만드는 것이 인간의 '창조' 영역을 넘는 건 아닐까?
- 돈이 많은 사람만 줄기세포 치료를 받을 수 있다면, 공정한 사회일까?

이런 질문에 대한 **정답은 아직 없습니다.** 하지만 중요한 건, 과학이 아무리 발전해도 **사람을 위한 기술이어야 하며, 생명과 존엄을 지키는 방향**으로 나아가야 한다는 것입니다.

5. 우리가 가져야 할 태도

줄기세포 기술을 바라보는 우리의 태도는 이러해야 한다고 생각합니다:

- **흥분하지 말고**, 차분히 바라보기
- **맹신하지 말고**, 질문하기
- **무조건 반대하지 말고**, 대안 찾기
- **과학만이 아니라**, 철학과 윤리도 함께 생각하기

줄기세포는 지금보다 더 큰 영향력을 가질 미래 기술입니다. 그래서 지금 우리가 어떤 기준과 철학을 가지고 접근하는지가 더 중요해질 것입니다.

■ 이 장의 정리

- 배아 줄기세포는 강력한 능력을 가졌지만 **윤리적 논란**이 있습니다.
- 성체 줄기세포와 역분화 줄기세포는 **윤리적 대안**으로 주목받고 있습니다.
- 줄기세포를 포함한 생명과학은 **과학의 발전과 윤리의 균형** 속에서 성장해야 합니다.
- 줄기세포를 바라보는 **성숙하고 열린 태도**가 우리 모두에게 필요합니다.

처음 줄기세포라는 말을 들었을 땐, 그저 낯선 과학 용어처럼 느껴졌습니다. 하지만 **몸이 아파서 치료를 받고, 회복되는 과정을 직접 경험**하면서, 이 세포가 가진 힘이 단지 이론이나 뉴스 속 이야기가 아니라는 것을 알게 되었습니다. 그리고 그때부터 **줄기세포를 공부하고 싶은 마음**이 조금씩 생겨났습니다.

1. 상처가 나에게 준 선물

허리 부상을 당했을 때, 솔직히 많이 무서웠습니다.

운동을 포기해야 할까 봐 걱정되었고, 남들보다 뒤처질까 봐 초조했습니다. 하지만 그 경험 덕분에 나는 **내 몸이 어떻게 회복되는지를 더 깊이 느낄 수 있었고**, 줄기세포 치료를 통해 자연스럽게 과학에 대한 흥미와 감동을 얻게 되었습니다.

때로는 아픔이 **꿈을 찾게 해주는 계기**가 되기도 합니다. 제게 줄기세포는 단지 치료제가 아니라, **삶을 새롭게 바라보게 해준 기회**였고, **생명과 회복의 신비를 가까이에서 느끼게 해준 과학**이었습니다.

2. 내가 되고 싶은 줄기세포 연구자

줄기세포에 대해 공부하면서, 저는 점점 **두 가지 마음**을 가지게 되었습니다.

첫째, **몸이 아픈 사람들을 돕고 싶다는 마음**입니다.

줄기세포는 단순히 의학 기술이 아니라, 누군가의 고통을 줄이고, 삶을 회복시켜주는 **희망의 씨앗**이 될 수 있습니다. 저도 그런 희망을 전하는 사람, "회복을 가능하게 하는 연구자"가 되고 싶습니다.

둘째, **과학과 윤리 사이의 균형을 아는 사람**이 되고 싶습니다.

줄기세포는 생명을 다루는 기술입니다. 그래서 단지 실험 성공에만 관심을 두는 것이 아니라, **사람을 위한 방향, 사회와 함께 가는 연구**를 하고 싶습니다.

3. 내가 준비하고 있는 것들

저는 지금 고등학생으로서 할 수 있는 만큼, 줄기세포와 관련된 지식을 공부하고 있습니다.

과학책을 읽고, 논문 요약을 찾아보고, 박사님들과의 대화를 통해 **실제 현장에서 무슨 일이 일어나는지** 배우고 있습니다.

그리고 언젠가 **생명과학을 전공으로 삼고**, 줄기세포 연구소에서 실제로 실험하고 분석하며, **새로운 치료법을 발견하는 팀의 일원이 되고 싶습니다.**

그 과정이 결코 쉽지 않다는 것도 잘 알고 있습니다. 하지만 저는 이미 몸으로 느낀 감동과 회복의 기억이 있기 때문에, **포기하지 않고 계속 나아갈 수 있을 것**이라 믿습니다.

4. 나의 꿈, 그리고 이 책을 읽는 독자들에게

줄기세포는 단지 과학자들의 세계에만 있는 것이 아닙니다.

저처럼 운동을 하다 다친 사람, 오랜 질병으로 고통 받는 어른, 앞으로의 건강을 걱정하는 모든 사람들에게 **줄기세포는 삶을 바꿀 수 있는 실질적인 가능성**이 됩니다.

이 책을 통해 독자 여러분도 줄기세포에 대해 조금 더 가깝고 친근하게 느끼셨다면, 그것만으로도 저는 이 책을 쓰기를 정말 잘했다고 생각할 것입니다.

그리고 언젠가 저도 **진짜 연구자가 되어**, 누군가의 몸과 마음을 살리는 연구를 하게 되기를 꿈꿉니다. 과학은 머리로만 하는 게 아니라, **몸과 마음의 경험이 함께하는 길**이라는 걸 저는 직접 느꼈기 때문입니다.

■ 이 장의 정리

- 저자는 허리 부상 치료를 통해 줄기세포의 가능성을 직접 체험했습니다.
- 이 경험은 단순한 치료가 아니라, 과학에 대한 관심과 꿈의 시작이 되었습니다.
- 줄기세포 연구자는 단순한 기술자가 아니라, **생명과 윤리를 함께 고민하는 사람**이어야 한다고 믿습니다.
- 미래에는 실제 연구자가 되어, **사람을 회복시키는 과학**을 실현하고자 하는 의지를 가지고 있습니다.

이 장에서는 앞에서 나왔던 줄기세포와 관련된 주요 단어들을 쉽게 풀어서 설명합니다. 낯설었던 단어도 다시 보면 훨씬 익숙하게 느껴질 거예요.

기본 개념

용어	쉬운 설명
세포 (Cell)	우리 몸을 이루는 아주 작은 단위. 벽돌처럼 모여 피부, 장기, 근육 등을 만듭니다.
줄기세포 (Stem Cell)	아직 어떤 역할을 할지 정해지지 않은 세포. 여러 종류의 세포로 바뀔 수 있고 스스로도 복제할 수 있어요.
분화 (Differentiation)	줄기세포가 피부세포, 근육세포 등 특정한 역할을 가진 세포로 변하는 것.
자기복제 (Self-renewal)	줄기세포가 자기 자신을 똑같이 복사해서 새로운 줄기세포를 만드는 능력.
조직 (Tissue)	같은 종류의 세포들이 모여 하나의 기능을 하는 구조. 예: 근육 조직, 피부 조직.

줄기세포의 종류

용어	쉬운 설명
배아 줄기세포 (Embryonic Stem Cell)	수정란에서 얻는 줄기세포. 모든 종류의 세포로 변할 수 있지만 윤리적 논란이 있어요.
성체 줄기세포 (Adult Stem Cell)	성인의 몸 속에 있는 줄기세포. 지방, 골수, 피부 등에 있어요. 치료에 많이 사용됩니다.
중간엽 줄기세포 (MSC)	뼈, 연골, 지방, 근육 등으로 자랄 수 있는 줄기세포. 지방이나 골수에서 얻을 수 있고, 미용과 관절 치료에 많이 사용돼요.
조혈모 줄기세포 (Hematopoietic Stem Cell)	줄기세포가 자기 자신을 똑같이 복사해서 새로운 줄기세포를 만드는 능력.

치료와 활용 관련 용어

용어	쉬운 설명
줄기세포 치료	줄기세포를 몸에 넣어 손상된 조직을 회복시키는 치료. 예 : 무릎 연골 재생, 허리 디스크 개선 등.
이식 (Transplantation)	다른 사람이나 자신의 세포, 조직, 장기를 몸 안에 넣는 것. 줄기세포도 이식의 한 형태입니다.
자가 줄기세포	자신의 몸에서 얻은 줄기세포. 면역 거부 반응이 거의 없어서 안전해요.
타가 줄기세포	다른 사람에게서 얻은 줄기세포. 면역 반응이 생길 수 있어요.

과학과 기술 관련 용어

용어	쉬운 설명
유전자 조절	세포 속 유전자를 바꾸거나 조절해서 세포가 원하는 방식으로 작동하도록 만드는 것.
세포 배양	실험실에서 세포를 키우는 일. 줄기세포를 연구하거나 치료용으로 준비할 때 사용돼요.
세포주 (Cell Line)	실험용으로 계속 증식시킬 수 있는 세포. 줄기세포 연구에 자주 사용됩니다.
재생의학 (Regenerative Medicine)	손상된 몸의 부분을 다시 자라게 하거나 회복시키는 의학. 줄기세포는 이 분야의 핵심이에요.

윤리와 법 관련 용어

용어	쉬운 설명
생명 윤리 (Bioethics)	생명과 관련된 과학 기술이 인간답고 올바르게 사용되는지 고민하는 분야예요.
배아 연구 윤리	배아 줄기세포를 사용하는 데 있어서 생명에 대한 존중과 과학적 책임을 함께 고려하는 문제.
임상시험 (Clinical Trial)	실제 사람에게 새로운 치료법을 시험해보는 연구 단계. 줄기세포 치료도 임상시험을 통해 검증됩니다.
첨단재생의료	줄기세포나 유전자 등을 이용해 몸을 근본적으로 회복시키는 새로운 의학 기술. 정부의 승인과 관리가 필요해요.

■ 이 장의 정리

- 기세포에 관련된 주요 용어들을 **쉽고 간결하게 정리**했습니다.
- 과학, 치료, 기술, 윤리 등 **다양한 분야의 개념들이 줄기세포와 연결**되어 있음을 알 수 있습니다.
- 이 용어 사전을 통해 독자들이 **앞으로 줄기세포 관련 정보를 더 잘 이해하고 소화할 수 있는 기반**이 마련되길 바랍니다.

줄기세포는 너무 어렵고 멀게 느껴질 수 있지만, 조금만 관심을 갖고 공부해 보면 **생명과학의 매력과 가능성**을 더 깊이 느낄 수 있습니다. 이 장에서는 제가 직접 보고 공부하며 도움이 되었던 자료들을 소개합니다.

영상으로 쉽게 이해하기

용어	설명	링크 (검색어)
TED: The potential of stem cells (by Daniel Kraft)	수정란에서 얻는 줄기세포. 모든 종류의 세포로 변할 수 있지만 윤리적 논란이 있어요.	유튜브에 "TED stem cell Daniel Kraft" 검색
NOVA: Secrets of the Cell with Jim Al-Khalili	세포의 구조와 줄기세포의 역할을 시각적으로 보여주는 다큐멘터리.	YouTube 또는 PBS NOVA 공식 사이트
서울대 의대 김종일 교수 강의 – 줄기세포의 과학	한국어로 진행되는 줄기세포 개론 강의. 이해가 쉽고 핵심 내용이 잘 정리되어 있음.	유튜브에서 "김종일 줄기세포 강의" 검색

추천 도서

책 제목	저자	특징
『생명의 설계도, 줄기세포』	윤건호	한국 줄기세포 연구의 대표 학자가 쓴 대중 교양서. 고등학생도 이해 가능한 내용.
『세포의 발견』	로버트 훅 외	세포라는 개념이 어떻게 시작되었는지 알려주는 흥미로운 과학사 이야기.
『The Stem Cell Hope』	Alice Park	줄기세포의 역사, 가능성, 그리고 인간적인 이야기늘을 담은 미국 교양서.
『의학의 미래』 (The Future of Medicine)	Bertalan Mesko	줄기세포를 포함해 AI, 유전자 치료 등 미래 의학을 다룬 교양형 책. 과학과 기술을 연결해 보여줍니다

참고할 만한 뉴스와 기사

출처	주제	검색어 예시
Nature, Science, Cell (학술지)	줄기세포 최신 연구 논문	"stem cell therapy site:nature.com"
동아사이언스, 사이언스타임즈	국내 줄기세포 관련 뉴스와 해설	"줄기세포 동아사이언스"
MIT Technology Review	세계 줄기세포 및 바이오 최신 동향	"stem cell site: technologyreview. com"

실제 체험 및 진로 연계 자료

- **국립과천과학관 / 서울과학기술관**

  → 생명과학 관련 전시와 줄기세포 모형 체험 가능해요

- **대학 연구소 온라인 세미나**

  → 서울대, KAIST, POSTECH 줄기세포 연구소 웹사이트에서 비정기적 공개강연 정보 확인하고 참여할 수 있어요

- **고등학생 대상 생명과학 캠프**

  → KAIST, 서울대, 연세대 등에서 여름방학 중 주최하는 프로그램이 많습니다.

■ 이 장의 정리

- 이 책을 계기로 **줄기세포에 대한 더 깊은 탐구가 시작되길** 바랍니다.
- 영상, 책, 뉴스, 체험까지 다양한 방법으로 줄기세포를 이해할 수 있습니다.
- 과학은 책에서 끝나지 않고, **삶 속에서 계속 이어지는 여정**입니다.
- 앞으로 이 분야에서 저와 같은 학생들이 더 많이 관심을 가지고, 연구에 참여하길 기대합니다.

About the Author:

Daniel Jun-Sang Park

Jun-Sang Park is a graduating student at Northfield Mount Hermon School (NMH) in Massachusetts, USA. Prior to attending NMH, he studied at Salisbury School in Connecticut and graduated from Chadwick International School in South Korea.

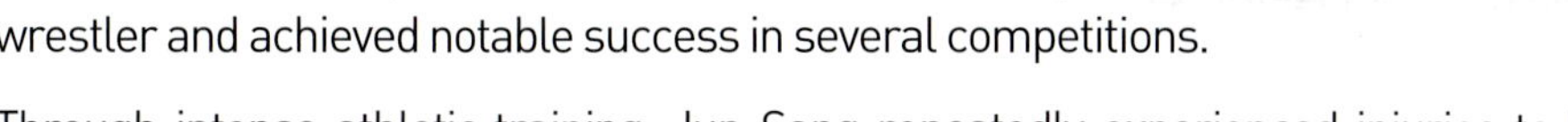

In addition to his academic pursuits, Jun-Sang has been actively involved in a variety of sports including lacrosse, boxing, and **wrestling**.
Among these, wrestling has been his most passionate focus — he has represented his school as a varsity wrestler and achieved notable success in several competitions.

Through intense athletic training, Jun-Sang repeatedly experienced injuries to his **muscles, ligaments, and skin**.
These challenges exposed him to the world of medical treatment, physical rehabilitation, and regenerative therapy.
A particularly severe **lower back injury** led him to receive **stem cell therapy**, which significantly improved his condition.
This life-changing experience sparked his deep interest in stem cell biology and the regenerative capacity of living tissues.

Motivated by this personal journey, Jun-Sang began exploring stem cell science — from its basic principles to its most advanced clinical applications.
This book reflects his early research, growing insights, and hopeful vision for how **stem cell-based medicine may transform human health in the future**.

Acknowledgements

I would like to express my deepest gratitude to **Dr. Seongsoo Park**, Director of **BongBong Stem Cell Regenerative Center**, who not only treated my lumbar disc injury, but also opened the door for my academic exploration into stem cell science.

Special thanks to **Researcher Yoonjung Hwang** for her invaluable guidance and scientific advice throughout the writing of this book.
Your support made this journey possible.

Balancing Academics, Athletics, and the Arts:

My High School Journey

I began my high school journey at Chadwick International School in Korea, where I laid a strong foundation in academics, music, and soccer. Later, I transitioned to Salisbury School in the United States, continuing to excel academically while expanding my athletic repertoire to include wrestling and lacrosse. Throughout these experiences, I embraced every opportunity to grow as a student, athlete, musician, and leader.

Academics

Throughout high school, I have consistently pursued academic excellence, earning recognition for my dedication. I was honored to be named to the Dean's List twice and to the Honor Roll on three occasions, reflecting a high level of performance across my courses. On one memorable occasion, my hard work culminated in achieving the High Honor Roll, a distinction that highlights top-tier academic achievement. Additionally, my passion for language studies was recognized when I received the Spanish Convocation Award – an honor bestowed for excellence in Spanish and one of my proudest academic accomplishments.

Wrestling

My athletic journey has been especially shaped by my commitment to wrestling. I have been a member of the varsity wrestling team since 2022, pushing myself to improve each season. This dedication paid off in 2025 when I became the Class A Wrestling Tournament Champion, a victory that stands as a highlight of my athletic career. The gold medal I earned in that tournament is a tangible reminder of the countless hours of training and perseverance that led up to that moment.

Beyond competitions, I have continually sought to refine my skills by attending elite wrestling camps. In the summer of 2023, I trained at the Sanju Olympic Training Center camp in South Korea, as well as at the Army West Point Wrestling Camp and the Cornell University Prospect Camp in the United States. These experiences exposed me to high-level coaching and competition, further improving my technique and confidence on the mat. My hard work and growth in the sport were also recognized at school when I received the George D. Langdon Wrestling Award for Most Improved Wrestler – an accolade that affirmed my determination had not gone unnoticed.

Alongside wrestling, I have been an avid lacrosse player. Since 2022, I have played on the junior varsity lacrosse team as an attackman, a role in which I often coordinate the offense from the "X" position behind the goal. In March 2023, I had the opportunity to join the Salisbury varsity team at the HoganLax Tournament, where competing at a higher level sharpened my skills and teamwork. These experiences in lacrosse have taught me strategic thinking and resilience on the field.

Before transferring to Salisbury, I was a dedicated member of the varsity soccer team at Chadwick International School. Over the course of three years (2019–2022) on that team, I developed strong teamwork and leadership skills on the field. Competing in soccer not only kept me physically fit year-round but also taught me the importance of communication and perseverance in a team setting.

Apart from team sports, I have nurtured a passion for golf since childhood. I began playing in 2013. Over more than a decade, I have honed my swing and sharpened my mental focus on the course. Whether practicing solo or playing in friendly competitions, golf has taught me patience and self-discipline—qualities that complement my other athletic pursuits.

My interests extend beyond athletics into the arts as well. From 2019 to 2022, I played the clarinet as a member of the Chadwick International School band. Performing in the school band for three years enriched my high school experience, giving me a creative outlet and teaching me the value of practice and harmony. Through music, I learned how discipline and creativity can go hand-in-hand.

As part of my extracurricular involvement, I joined the Program Club at Salisbury School. In this club, we worked on collaborative tech projects such as designing simple computer applications, which allowed me to share and develop my interest in programming. Being in the Program Club not only sharpened my coding and problem-solving skills but also taught me the value of teamwork and creativity in a group setting.

I also sought opportunities to grow as a leader and engage with broader communities. One significant experience was attending the Student Diversity Leadership Conference (SDLC). At this national conference, I joined students from many schools to discuss diversity, equity, and inclusion while developing leadership skills in a multicultural environment. The SDLC was a transformative experience that broadened my perspective and inspired me to become a more understanding and inclusive community member.

Looking back, I am proud of how these diverse experiences in academics, athletics, arts, and leadership have shaped me. Each accomplishment and challenge along the way has taught me valuable lessons and prepared me for the opportunities ahead.

Our bodies are made up of building blocks called cells.
From our hair and skin to muscles, the heart, and the brain — everything is made of different types of cells.
Each of these cells has a specific job. For example, skin cells protect our bodies, muscle cells help us move, and blood cells carry oxygen.
But among all these specialized cells, there's one type that's particularly unique — the stem cell.

Stem Cells Are the "Shape-Shifting" Cells

Stem cells are often called **"blank slate"** or **"master" cells**.
That's because they haven't yet decided what job they'll do — but they can **transform into many different types of cells** in the body.
This ability to become other kinds of cells is called **differentiation**.

Stem cells can also **copy themselves** over and over again — this is called **self-renewal**.
These two special abilities — becoming other cells and making copies of themselves — are what make stem cells so powerful.

It's like a young student who hasn't chosen a career yet.
That student could become a doctor, a scientist, an artist, or an athlete — full of possibilities.
Likewise, a stem cell could become a skin cell, a nerve cell, or even a heart cell depending on the body's needs.

Why Are Stem Cells Important?

When a person gets injured or sick, it's not always easy for the body to repair itself.
For example, **heart tissue or nerve cells** don't naturally regenerate well after damage.
But stem cells offer a **new way to heal**.

Let's say someone has worn-out knee cartilage. Injecting stem cells into that knee may help **regrow new cartilage**.
Stem cell research is also being explored for serious diseases like **Parkinson's, stroke, diabetes**, and more.

Not Perfect Yet, But Full of Hope

Stem cells are full of potential, but they're not magic.

There are still challenges to overcome — including **ethical concerns**, difficulties in collecting and controlling the cells, and **safety issues** such as the risk of abnormal growth.

Still, scientists and doctors are working hard to unlock the full potential of stem cells. With continued research, **regenerative medicine** may one day change how we treat many illnesses.

■ Chapter Summary

- Stem cells are special cells that can become many different types of cells in the body.
- They can **differentiate** into other cells and **self-renew** to make more stem cells.
- They may help repair damaged tissues and are being used in cutting-edge medical treatments.
- Stem cells aren't perfect yet, but they hold exciting possibilities for the future of medicine.

Our bodies are like carefully built structures — and **cells are the tiny building blocks that make up** everything inside us.

It's estimated that the human body contains around **37 trillion cells!**

Each cell plays a unique and essential role, and together, they keep our bodies alive and functioning.

Cells Are the Basic Units of Life

Cells are **the smallest living units** in the body.

Though invisible to the naked eye, they make up everything — from our skin and bones to muscles and organs.

Like bricks in a wall, cells come together to form **tissues**, which then form organs and body systems.

Each type of cell is specialized for a different job. And just like a well-organized team, they cooperate to keep our body running smoothly.

Examples of Different Cell Types

Here are a few important types of cells and what they do:

Cell Type	What It Does	Example
Skin cells	Protect the body from outside harm	Help heal cuts and wounds
Muscle cells	Enable movement	Contract when we walk or run
Blood cells	Carry oxygen and fight infections	Fight viruses and bacteria
Nerve cells	Transmit signals between brain and body	Help us think, feel, and react
Fat cells	Store energy and help regulate temperature	Help keep our body warm and fueled

Each cell type is like a member of a team, doing its part to maintain balance and health.

Where Do Cells Come From?

All human beings start as **a single fertilized cell — the zygote**.

From that one cell, our entire body grows.

The zygote divides into many cells, which gradually **specialize** and **become different types**

of cells to form the skin, bones, muscles, and organs.

This early process involves **stem cells**, which have the ability to become any type of cell.
In that sense, **stem cells are the original source** of all the cells in our bodies — like the
seeds from which everything else grows.

What Happens When Cells Get Damaged?

If cells are injured or die and **cannot be replaced**, body functions may start to fail.
For instance, damaged **muscle cells** can make it hard to move.
If **nerve cells** are harmed, we may lose the ability to speak, think clearly, or feel properly.

This is why scientists are so interested in **regenerative medicine** — the idea of using **stem
cells to replace or repair damaged cells and tissues**.

■ Chapter Summary

- Cells are the fundamental units of life, working together to build and maintain the
  human body.
- Each type of cell has a specific role, from carrying oxygen to transmitting signals.
- Stem cells are the source of all cells in the body and play a key role in early development.
- When cells are damaged or lost, **stem cell-based therapies** may offer new ways to help
  the body heal.

Stem cells are remarkable not just because they exist, but because they have **two unique superpowers** that make them incredibly valuable in medicine and biology:

1. The ability to **differentiate** into other types of cells
2. The ability to **self-renew** and make more copies of themselves

Let's take a closer look at each of these amazing traits.

1. Differentiation — Becoming What the Body Needs

Stem cells are like blank slates or undecided students.
They haven't yet chosen a career, but when the body needs them, they **decide what to become**.

For example:

- If the skin is injured → a stem cell can become a **skin cell**
- If a muscle is torn → it can become a **muscle cell**
- If the brain is damaged → it can become a **nerve cell**

This process is called differentiation — the ability of a stem cell to **change into a specific, functional cell type**.

Imagine a child with limitless potential — they could grow up to be a teacher, a doctor, or an artist. In the same way, stem cells hold **the potential to become whatever the body needs most**.

2. Self-Renewal — Making More of Themselves

In addition to becoming other cells, stem cells can **replicate themselves** over and over again.
This is known as **self-renewal**.

While most cells age and die over time, stem cells can divide and create identical copies of themselves, maintaining their ability to transform and help with healing.

This is crucial because our bodies are constantly replacing old or damaged cells.
Without stem cells replenishing the supply, our tissues wouldn't be able to maintain or repair themselves.

When Both Powers Work Together

Here's what makes stem cells even more fascinating:
They can **differentiate into needed cells**, and at the same time, **keep a reserve of themselves** through self-renewal.

For example, if you injure your spine and receive a stem cell injection:

- Some of the stem cells **turn into spinal cells** to repair the damage
- Others **stay as stem cells**, ready to help again later

This dual ability makes stem cells **an essential tool in regenerative medicine**.

Real-Life Applications

Scientists are using these two powers of stem cells to explore treatments for:

- **Parkinson's disease** → to replace lost brain cells
- **Heart failure** → to rebuild damaged heart tissue
- **Joint injuries** → to regenerate cartilage in the knees or shoulders
- **Skin damage** → to stimulate healing and renewal

Although not all therapies are fully developed yet, the potential is real — and growing fast.

■ Chapter Summary

- Stem cells can **differentiate** into many types of cells the body needs.
- They can also **self-renew**, making more stem cells to keep helping the body.
- This combination makes stem cells ideal for repairing damage and restoring function.
- Research is ongoing in many diseases, from neurological disorders to heart and joint problems.

By now, we know that stem cells have amazing abilities.
But a natural question follows: **Where do we get them?**
In this chapter, we'll explore the **different sources of stem cells**, what makes each one unique, and how they're used in medicine.

1. Embryonic Stem Cells — From the Earliest Stages of Life

Embryonic stem cells (ESCs) are taken from **very early-stage embryos**, usually a few days after fertilization.
These stem cells are called **pluripotent**, meaning they can become almost any type of cell in the human body — brain, skin, heart, liver, and more.

This makes them extremely valuable for scientific research and the development of potential therapies.

However, the use of embryonic stem cells raises **ethical questions**, since obtaining them involves destroying the embryo.
Because of this, their use is limited or heavily regulated in many countries.

2. Adult Stem Cells — Found Inside Our Own Bodies

Adult stem cells (also called somatic stem cells) exist naturally in our bodies, even after we're born.
They live quietly inside tissues like **bone marrow, fat, skin, and even the brain**, and become active when the body needs repair.

They are **multipotent**, meaning they can become a limited range of cells.
For example, a stem cell from bone marrow may turn into blood cells but **not into brain or liver cells**.

Some well-known types of adult stem cells include:

Stem Cell Type	Where It's Found	What It Can Become
Hematopoietic stem cell	Bone marrow, umbilical cord	All kinds of blood cells
Mesenchymal stem cell	Fat tissue, bone marrow	Bone, cartilage, fat, and muscle
Neural stem cell	Brain and spinal cord	Nerve and supporting brain cells

Adult stem cells are already used in many therapies, and since they come from the patient's own body, the risk of immune rejection is low.

3. Induced Pluripotent Stem Cells (iPSCs) — Rewinding the Clock

In 2006, a breakthrough changed the stem cell world.
Japanese scientist **Dr. Shinya Yamanaka** discovered how to take a regular adult cell — like a skin cell — and **"reprogram"** it to behave like an embryonic stem cell.

These are called **induced pluripotent stem cells (iPSCs)**.

They have **similar abilities to embryonic stem cells**, but don't require the destruction of embryos.
That means iPSCs offer **both high potential and fewer ethical concerns**.

However, because they are artificially created, scientists are still studying their long-term safety and stability.

Choosing the Right Source

Each type of stem cell has its **advantages and limitations**.
The right choice depends on the **goal of the treatment** and the **specific condition** being addressed.

Source	Strengths	Challenges
Embryonic Stem Cells	Can become any cell type (pluripotent)	All kinds of blood cells
Adult Stem Cells	Lower immune risk, already used in therapies	Limited types of cells, harder to extract
iPSCs	Pluripotent and ethically safer	Still experimental, needs more research

■ Chapter Summary

- Stem cells come from three main sources: **embryos, adult tissues, and reprogrammed cells (iPSCs)**.
- Embryonic stem cells are powerful but raise ethical concerns.
- Adult stem cells are more limited but already used in medical treatments.
- iPSCs offer great promise without the ethical problems but are still being studied.
- Choosing the right type of stem cell depends on the purpose and patient's needs.

Stem cells aren't just fascinating in theory — they're already being used in real medical treatments today, and scientists are working hard to expand their use even further.
This chapter will explain how stem cell therapies work, and show real-world examples of diseases they are helping treat.

1. The Basic Idea Behind Stem Cell Therapy

When part of the body is damaged — due to injury, disease, or aging — stem cells can be used to replace or repair the damaged cells.
In other words, they help the body heal from the inside out.

There are three main ways stem cells help in treatment:

1. **Regeneration:** They grow into new cells to replace damaged ones.
2. **Repair:** They release signals that help the body repair itself.
3. **Regulation:** They calm down inflammation and improve immune responses.

2. Real-Life Examples of Stem Cell Therapies

1) Blood Disorders — Leukemia and Bone Marrow Transplants

One of the oldest and most proven uses of stem cells is **bone marrow transplantation**. Patients with leukemia or other blood cancers receive **hematopoietic stem cells** to rebuild their immune system and blood cells after chemotherapy.

- ■ Already widely used and life-saving.

2) Nervous System Diseases — Spinal Cord Injury, Parkinson's

Nerve cells don't regenerate easily. But stem cells can be used to **replace or protect damaged neurons**.

- **In spinal cord injury**, stem cells may help restore mobility.
- **In Parkinson's disease**, stem cells could replace lost dopamine-producing cells.

- ■ Still experimental, but showing promising results in early clinical trials.

3) Heart Disease — After a Heart Attack

After a heart attack, parts of the heart muscle may die and never recover.
Stem cells injected into the damaged area can help form new **heart muscle tissue**,

improving heart function.

- Clinical studies show improved blood flow and reduced scar tissue.

4) Joint and Cartilage Repair — Osteoarthritis

In patients with joint problems (like **knee osteoarthritis**), **mesenchymal stem cells** are injected into the joint to help **regrow cartilage** and reduce pain.

- A popular therapy in regenerative orthopedics and sports medicine.

5) Skin and Cosmetic Uses

Stem cells are also being used in aesthetic medicine to help with:

- **Wrinkle reduction**
- **Scar repair**
- **Hair growth stimulation**

These therapies focus on **regenerating collagen, improving skin texture**, and helping the body look and feel younger.

- Especially common in anti-aging and skincare clinics.

3. How Are Stem Cells Delivered?

There are two main methods:

Method	Description
Local Injection	Injected directly into the damaged area (e.g., knee, spine)
Intravenous (IV)	Injected into a vein to circulate through the body

Most commonly, doctors use **stem cells taken from the patient's own body** — such as from fat or bone marrow — to avoid rejection or side effects.

4. Limitations and Things to Be Careful About

Stem cell therapy has enormous potential, but it's important to be realistic:

- Not all diseases can be treated (yet)
- Some treatments are **still experimental**
- Therapies can be **expensive** and not widely available
- Unregulated clinics may **make false claims** — be cautious

That's why it's important to **work with licensed, experienced medical professionals**, and to base treatment decisions on **scientific evidence**.

■ Chapter Summary

- Stem cells can help heal damaged tissues by replacing, repairing, or supporting cells.
- Proven uses include **blood cancers, joint repair, skin regeneration**, and more.
- Therapies use injections — either directly or through the bloodstream.
- While promising, stem cell treatments must be done carefully and under expert uidance.

My journey into the world of stem cells didn't begin with a science book.
It started with pain.

A Back Injury That Stopped Everything

I've always loved sports — especially wrestling.
For me, wrestling wasn't just about winning matches. It was about pushing my limits and growing stronger, both physically and mentally.

But one day during training, I started feeling a sharp pain in my lower back.
At first, I tried to ignore it. But it got worse.
Eventually, I was diagnosed with a **herniated disc** in my spine.

I couldn't sit comfortably.
I woke up in the middle of the night from the pain.
And worst of all, I had to **stop doing the thing I loved most** — training and competing.

Medication, Rehab... and Then Something New

I followed the usual treatments: rest, physical therapy, and medication.
They helped a little, but not enough.
The pain lingered. My movements were limited. I felt frustrated and uncertain.

That's when **Dr. Seongsoo Park** at BongBong Stem Cell Center intr oduced me to the idea of **stem cell therapy**.
To be honest, I didn't know much about it at the time.
I wondered, "Is this safe? Will it really work?"

But because my condition wasn't improving, I decided to try.

What the Treatment Was Like

They extracted a small amount of fat from my body and **isolated the stem cells from it**.
Then, those stem cells were carefully injected into the damaged area of my lower spine.

The procedure wasn't painful, and it didn't take long.
I went home the same day.
What mattered most was what happened **after**.

The Change I Felt

A few weeks later, I began to notice something.
The pain was **less intense**.
I could **move more freely**.
It felt like my body was **starting to heal itself** — from the inside.

No, it wasn't a miracle.
I still had to stretch, rehab, and take care of my body.
But for the first time in a long while, I felt **hope**.
I even began to think about going back to wrestling.

That's when I realized: this wasn't just healing — it was **something I wanted to understand more deeply**.

From Patient to Curious Thinker

I began asking questions:

- How did those stem cells know what to do?
- Why didn't my body reject them?
- Could this therapy help others like me?

That was the turning point.
The **moment of pain** became a **spark of curiosity**.
I began reading books and articles, watching videos, and learning about how stem cells worked.

For the first time, **science didn't feel far away**.
It felt personal.
It felt like something that could change lives — because it had already changed mine.

Gratitude and Motivation

This chapter of my life wouldn't be complete without **expressing my deep gratitude** to Dr.Seongsoo Park and researcher Yoonjung Hwang.
Not only did they treat my pain, they helped me discover **a passion for regenerative medicine**.

Now, I don't just want to be a patient who got better.
I want to become a person who **helps others heal**, just as I was helped.

■ Chapter Summary

- A severe back injury led me to receive **stem cell therapy**.
- The treatment involved extracting stem cells from my own body and injecting them into my spine.
- Over time, the pain improved, and I regained movement.
- This experience sparked my curiosity about **how stem cells work**, and inspired me to learn more.
- I now hope to **study stem cells** and one day become a researcher who helps others, just like those who helped me.

Stem cell therapy is no longer just a futuristic idea — it's **already happening today**.
From cancer treatment to joint repair and even anti-aging therapies, stem cells are slowly transforming modern medicine.

In this chapter, we'll explore **what's currently possible, what's being developed**, and **where this technology may take us in the future**.

1. How Stem Cells Are Used Today

■ Clinically Approved and In Use

Some stem cell therapies are already being used safely and effectively in hospitals and clinics:

- **Leukemia and blood cancer** → bone marrow (hematopoietic stem cell) transplants
- **Joint cartilage damage** → stem cell injections to repair knee or shoulder joints
- **Skin regeneration** → stem cell-based treatments for wrinkles, scars, and healing
- **Heart disease** → improving blood flow and restoring function after a heart attack

Most of these treatments use **mesenchymal stem cells (MSCs)** from the patient's own fat or bone marrow, which helps reduce immune rejection and complications.

2. Global Trends in Stem Cell Research

Stem cell research is advancing rapidly across the world.
Here's how some countries are leading the way:

Country	Focus and Progress
United States	FDA-regulated clinical trials for heart disease, Parkinson's, diabetes, etc.
Japan	A leader in **iPSC (induced pluripotent stem cell)** research; spinal cord injury trials underway
South	Strong in cosmetic and skin regeneration therapies; growing interest in clinical stem cell banks
China	Rapid growth through government support; many hospitals conducting large-scale clinical trials

The common thread is this: stem cells are being recognized as essential to the future of medicine.

3. What Could Be Possible in the Future?

■ Regrowing Organs in the Lab

Imagine using your own stem cells to **grow a new liver or kidney** in the lab — perfectly matched
to your body. This idea, known as **organ regeneration**, is getting closer to reality.

It could **end transplant waiting lists** and eliminate rejection risks.

■ Treating Brain Disorders

Stem cells may someday offer real hope for patients with:

- Alzheimer's → regenerating memory-related brain tissue
- Parkinson's → restoring dopamine-producing neurons
- Stroke → replacing dead brain cells with new, healthy ones

■ Anti-Aging and Longevity

As we age, our body's ability to repair itself slows down — partly because our stem cells
weaken.
By restoring or replacing aging stem cells, future therapies may help people **stay healthy
longer**, even **delay the aging process**.

4. Challenges We Still Need to Solve

Stem cell therapy is powerful, but it's not perfect. We still face important challenges:

- **Safety** → Risk of uncontrolled growth or tumor formation
- **Ethics** → Especially around embryonic stem cells
- **Cost and Access** → Treatments can be expensive and not available to everyone
- **Fake Clinics** → Some places advertise "miracle cures" with no real science behind
  them

That's why **scientific responsibility, ethical thinking, and government regulation** are all
essential for this field to grow safely.

- Stem cells are already being used in **blood cancer, heart disease, joint repair**, and skin treatments.
- Countries like the U.S., Japan, Korea, and China are leading the way in **clinical trials and innovation**.
- Future uses may include **organ regeneration, brain disease treatment, and anti-aging medicine**.
- But we must continue to address **ethical, safety, and accessibility concerns** to ensure stem cells are used wisely and responsibly.

"Children born today may live to be 100 years old — not just because of luck, but because of science."

This once-unimaginable future is now within reach.

At the heart of this change is **regenerative medicine, and stem cells are leading the way**.

Let's imagine how this technology could **reshape health, medicine, and even the way we age**.

1. From "Curing Disease" to "Regenerating the Body"

Traditional medicine focuses on **removing disease** — killing cancer cells, stopping infections, or reducing pain.

But stem cell therapy offers something different: the power to **rebuild what was lost**.

For example:

- Heart disease → regrow heart muscle
- Worn-out joints → regenerate cartilage
- Hair loss → reawaken dormant hair follicles

This is not just about healing — it's about **restoring**.

The future of medicine may not be about "treating illness," but about **helping the body rebuild itself**.

2. Diseases Once Called "Incurable" May Not Be

Stem cells could change the way we fight diseases that once felt like lifelong sentences.

- **Parkinson's disease:** Replace the lost brain cells that produce dopamine
- **Spinal cord injury:** Restore nerve function and mobility
- **Alzheimer's:** Rebuild memory-supporting neurons

These are still bold challenges — but research is moving forward every day.

In the future, we may see a world where **even the most complex conditions can be reversed**.

3. Building Organs in a Lab

One of the most exciting goals in regenerative medicine is to **grow organs in the lab** using a person's own stem cells.

This could:

- End long waiting lists for transplants
- Eliminate the risk of immune rejection
- Offer a second chance to patients with organ failure

Already, scientists have grown **miniature hearts, livers, and even kidneys** in the lab.
These early models are paving the way toward full-sized, transplant-ready organs.

4. Fighting Aging from the Inside Out

What if we could slow down aging — or even reverse some parts of it?

Stem cells naturally decline as we age.
But with stem cell therapy, we might someday:

- Repair aged skin
- Regenerate weakened muscles
- Boost immune strength
- Rejuvenate damaged organs

This could lead to longer, **healthier lives**, not just longer lives.
It's not about chasing immortality — it's about **living well, for longer**.

5. Changing Medicine, Society, and Our Future

Stem cell technology isn't just changing patients' bodies — it's changing **how medicine works**.

Old Model	New, Stem Cell-Based Medicine
Treat symptoms	Regrow healthy tissue
One-size-fits-all drugs	Personalized cell-based therapies
Organ donation dependency	Grow your own replacement organs
Age-related decline accepted	Aging as a treatable condition

If used wisely, stem cells could reduce hospital visits, save healthcare costs, and improve quality of life for millions.

■ Chapter Summary

- Stem cells could **rebuild the body** instead of just treating disease.
- Conditions like **neurodegenerative disease and organ failure** may one day be reversible.
- Lab-grown organs and anti-aging therapies could **transform how we think about life and health**.
- Stem cell technology isn't just science — it's a **new vision for how we live, heal, and grow**.

Stem cells hold enormous promise — they may heal injuries, cure disease, and help us live longer. But with great power comes a responsibility to ask:
"Is this the right thing to do?"

Because stem cells involve **human life at its most basic level**, they raise ethical questions that scientists, doctors, and society must carefully consider.

1. Science That Touches Life Itself

Stem cell research is not just about cells.
It's about **life, healing, and the choices** we make about human potential.

Some stem cells, like those from embryos, are connected to the very **beginning of life** — and this makes many people pause and ask:

"Is it okay to use something that could become a human life for research or treatment?"

That question doesn't have a simple answer.
But it's a question we must continue asking.

2. Embryonic Stem Cells — A Powerful But Controversial Tool

Embryonic stem cells (ESCs) are taken from fertilized embryos that are only a few days old. At that stage, the embryo is just a ball of a few hundred cells — smaller than a grain of sand — but it has the potential to become a full human being.

- **Supporters** say:
  "The embryo is not yet a person. If it can save lives through research, we should use it."
- **Opponents** say:
  "Every embryo is a potential human life. Destroying it, even for a good reason, is wrong."

This disagreement has led many countries to **limit or tightly regulate** embryonic stem cell research.

3. Ethical Alternatives — Adult Stem Cells and iPSCs

Thankfully, science has offered other paths that avoid the embryo issue altogether.

- **Adult stem cells** come from living people — from fat, bone marrow, skin, or blood. These are widely accepted ethically.

- **Induced pluripotent stem cells (iPSCs)** are created by turning normal adult cells (like skin cells) back into stem cells — **without using embryos at all**.

These breakthroughs allow scientists to **continue research without crossing major ethical lines**, offering a more balanced path forward.

4. Ethical Questions Beyond Embryos

Stem cell ethics go beyond where cells come from. We must also ask:

- How safe is the therapy?
- Who gets access — only the wealthy?
- Are clinics making **false promises** or offering unapproved treatments?
- Should we use stem cells to **enhance** healthy people, not just heal the sick?

These are **complex, evolving questions**, and they don't have easy answers.
But as stem cell technology grows, our **moral thinking must grow with it**.

5. What Kind of Future Do We Want?

Stem cell science should not just be about what we **can** do — but what we **should** do.
We need to:

- Be **excited** about the potential
- Stay **curious**, but **skeptical** of hype
- Think not only with our minds, but also with our **hearts**
- Make decisions that protect **human dignity and fairness**

Ethical science is not a limitation — it's a **guiding light** that keeps us from losing our humanity as we reach for new heights.

■ Chapter Summary

- Embryonic stem cells raise deep ethical questions about the beginning of life.
- Adult stem cells and iPSCs offer **powerful alternatives** that many find ethically acceptable.
- Stem cell ethics also include **safety, fairness, access, and truthfulness**.
- Scientific progress must always be guided by **human values and moral responsibility**.

When I first heard the term "stem cells," it sounded like something far away — a word from a science textbook.

But after I got injured and experienced **healing through stem cell therapy**, everything changed. Stem cells weren't just science anymore. They became **personal**.

1. A Wound That Led Me to a Dream

My back injury was painful — physically and emotionally.
I couldn't wrestle. I couldn't move freely.
But through that hardship, I discovered something greater:
the amazing **healing power of my own body**, made possible by stem cells.

That experience didn't just help me recover.
It planted a **seed of curiosity**.
How did those cells help me heal?
Could they help others too?

That's when I started to dream —
not just of being healed, but of **helping others heal**.

2. The Kind of Researcher I Want to Be

As I learned more about stem cells, I felt two strong motivations growing inside me:

1) To help real people

I want to become a researcher who **creates treatments that matter** — not just in theory, but in real people's lives.
If someone can walk again, or live without pain, because of something I helped develop — that's the kind of science I want to do.

2) To think ethically and humbly

I don't want to chase scientific fame.
I want to understand **what it means to use science for good**.
I want to make decisions that are thoughtful, honest, and respectful of life.
I believe a great researcher is not only smart, but **wise and compassionate**.

3. How I'm Preparing Now

Right now, I'm still a student. But I'm doing what I can:

* Reading books and articles about stem cells
* Watching lectures and TED Talks
* Asking questions to doctors and researchers
* Writing this book to organize what I've learned

In the future, I hope to major in biology or biomedical science.
I want to join a research team that's working on **real stem cell therapies**.
I know the road won't be easy — but because I've already **felt the impact of this science**,
I know I'll keep going.

4. To Readers of This Book

Stem cells are not just for scientists in white coats.
They're for anyone who's been sick, injured, or curious about how life works.

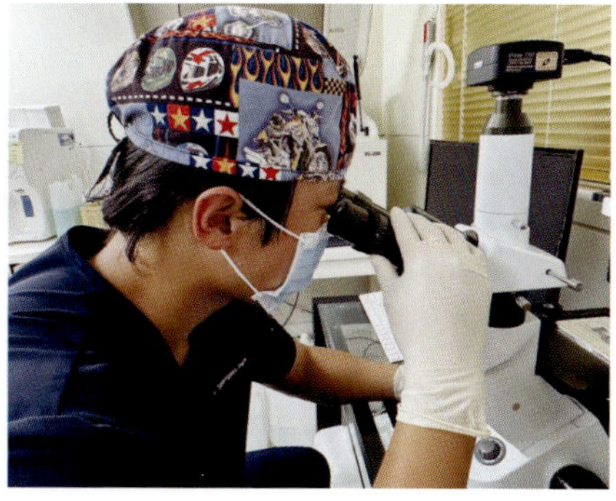

If you're reading this book and thinking,
"Maybe I could study this too," — then I hope my story gives you courage.

You don't need to be perfect. You just need to care.
Science is not only about solving problems — it's about **believing that change is possible**.

And sometimes, it starts with **a small injury, a question, or a quiet dream**.

■ Chapter Summary

* My personal injury led me to experience the power of stem cell therapy.
* That experience inspired me to dream of becoming a **stem cell researcher**.
* I hope to help people heal and to do science that is both **ethical and meaningful**.
* This book is part of my journey, and I hope it encourages others to dream, too.

This glossary is here to help you better understand some of the important words and concepts used throughout this book.

Each definition is written in simple language so that any reader — no matter their back ground — can follow along.

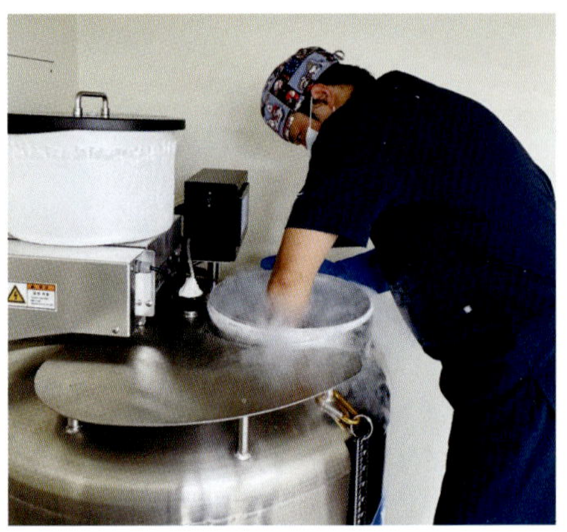

Basic Terms

Term	Simple Definition
Cell	The smallest living unit of the body. Like tiny building blocks that make up tissues andorgans.
Tissue	A group of similar cells working together. Example: muscle tissue, skin tissue.
Organ	A body part made of different tissues. Examples: heart, brain, liver.
Stem Cell	A special kind of cell that can become other types of cells and also make copies of it lf
Differentiati on	When a stem cell changes into a specific cell (like a skin cell or nerve cell).
Self- R l	The ability of a stem cell to make more stem cells through cell division.

Types of Stem Cells

Term	Simple Definition
Embryonic Stem Cell (ESC)	Stem cells taken from early-stage embryos. They can become almost any cord stem cell
Adult Stem Cell	A group of similar cells working together. Example: muscle tissue, skin tissue.
Mesenchymal Stem Cell (MSC)	A type of adult stem cell that can become bone, cartilage, fat, or muscle cells. Often taken from fat or bone marrow.
Hematopoietic Stem Cell	Stem cells that make blood cells. Found in bone marrow and umbilical d bl d
Neural Stem Cell	Stem cells found in the brain and spinal cord. They can become nerve

Induced Pluripotent Stem Cell (iPSC)	Regular cells (like skin cells) that are reprogrammed to act like embryonic stem cells.

Stem Cell Therapy and Application

Term	Simple Definition
Stem Cell Therapy	A treatment using stem cells to repair or replace damaged cells in the body.
Transplantation	Putting stem cells (or tissues/organs) into the body to help treat disease.
Autologous	Stem cells that come from your own body. Lower risk of rejection.
Allogeneic	Stem cells that come from another person. May cause immune reactions.
Injection (Local or IV)	How stem cells are given — either into a vein (IV) or directly into the damaged area.

Science and Research

Term	Simple Definition
Cell Culture	Growing cells in a lab dish so they can be studied or used in treatment.
Gene Editing	Changing the DNA of a cell to fix or modify its function.
Regenerative Medicine	A branch of medicine focused on healing by regenerating tissues or organs.
Clinical Trial	A medical study that tests a new treatment on people to see if it works and is safe.

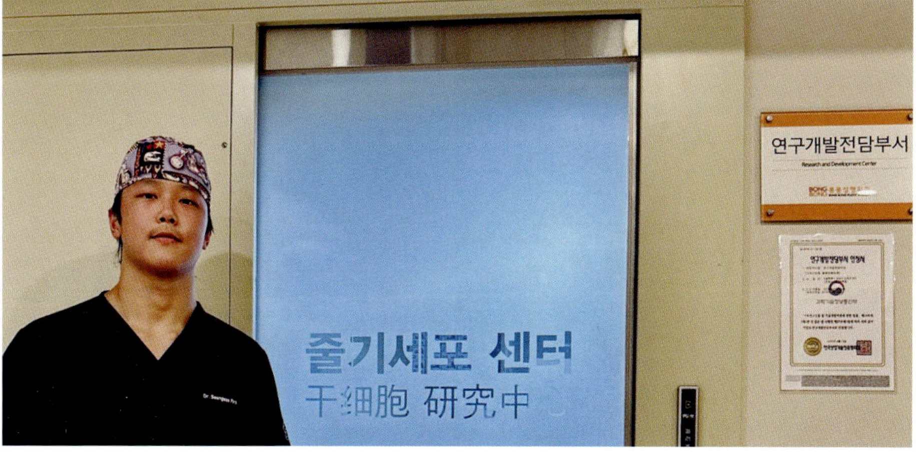

Ethics and Regulation

Term	Simple Definition
Bioethics	The study of right and wrong in science and medicine — especially when it
Embryo Ethics	Changing the DNA of a cell to fix or modify its function.
Unapproved Therapy	A treatment that hasn't been proven safe or effective but may be offered anyway — often risky.
Regulation	Government rules to make sure new medical treatments are safe, honest, and

■ Chapter Summary

- This glossary includes basic definitions of the key terms used in stem cell science.
- It helps readers **remember and understand important ideas** like differentiation, ransplantation, and regenerative medicine.
- Science becomes clearer when we **break down big words into simple meanings**.

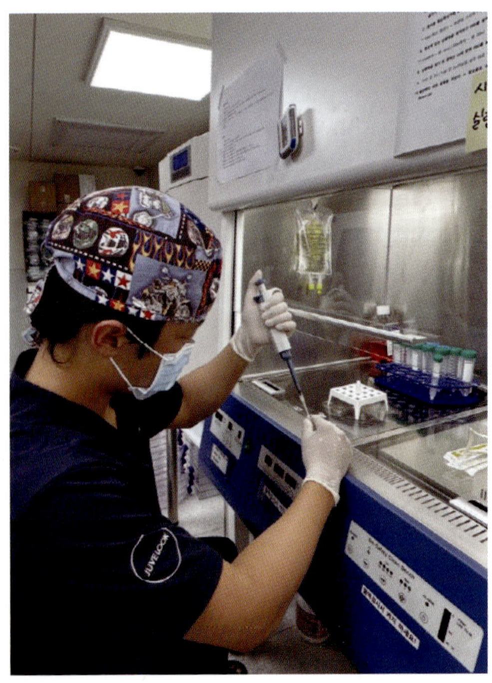

Stem cell science is exciting — and growing fast.
If you've read this far, you probably want to **learn more**, explore new ideas, or even begin your own journey into biology and regenerative medicine.

This final chapter offers a list of **helpful and easy-to-understand resources**, including videos, books, articles, and learning programs.

Watch and Learn — Videos That Explain Stem Cells Clearly

Title	What It's About	How to Find It
TED Talk: The Potential of Stem Cells by Daniel	A fun, inspiring overview of how stem cells work and how they may shape the	Search "Daniel Kraft TED stem cell" on
PBS NOVA: Secrets of the Cell	A documentary that shows what cells are and how they function, including stem	Search "PBS NOVA stem cell" or visit
Stem Cell Basics – Khan Academy	Short, animated videos that explain stem cells in simple steps. Great for beginners.	Search "stem cells Khan Academy"

Recommended Books

Title	Author	Why It's Useful
Stem Cells: An Insider's Guide	Paul Knoepfl	Written by a stem cell scientist, this book explains everything in plain English.
The Stem Cell Hope	Alice P k	A clear and emotional look at how stem cells might transform
Your Inner Fish	Neil Shubin	Not just about stem cells, but shows how human biology connects with evolution — very eye-opening.
생명의 설계도, 줄기세포	윤건호	A friendly introduction to stem cell science for Korean readers.

Recommended Books

Title	Why It's Useful
Nature, Science, Cell journals	Search "stem cell site:nature.com" for cutting-edge studies
MIT Technology Review	Search "stem cells site:technologyreview.com" for tech and innovation news

National Institutes of Health (NIH)	Visit stemcells.nih.gov — a great starting point for students and families
Science News for Students	Search "stem cell site:snexplores.org" — great for young learners

Explore More — Labs, Museums, and Student Programs

- **Science Museums and Exhibits**

  Visit science centers like the **National Museum of Nature and Science (Japan)** or the **Gwacheon Science Center (Korea)** to see stem cell models and interactive displays.

- **University Seminars**

  Many top universities like Stanford, KAIST, Seoul National University, and Harvard offer **free online lectures or open lab days** — check their websites regularly.

- **Student Research Programs**

  Summer camps or STEM education programs sometimes include **introductory biotech and cell biology courses**. These can be great first steps toward a future in science.

Final Words

Science doesn't stop when the book ends.
It continues in your **questions**, your **curiosity**, and your **desire to explore**.

I hope this list of resources helps you go even further.
Who knows? Maybe one day, **you'll write the next chapter in stem cell history**.

■ Chapter Summary

- This chapter offers **videos, books, articles, and programs** to help you learn more.
- Whether you're a beginner or a future researcher, there are many ways to **keep exploring stem cells**.
- The best scientists are always learning — and asking **new questions**.

Stem Cell Biology and
The Future of
Regenerative Medicine
줄기세포 생물학과 재생의학의 미래

지은이 박준상

펴낸이 김완규

펴낸곳 M&C KOREA

출판등록 1991년 11월 20일(제301-1991-101호)

인쇄 현대원색문화사

기획 M&C KOREA

주소 06373 서울특별시 강남구 자곡로 202 강남 힐스테이트 에코 549호

전화 02)459-7060　**이메일** mnc_korea@naver.com